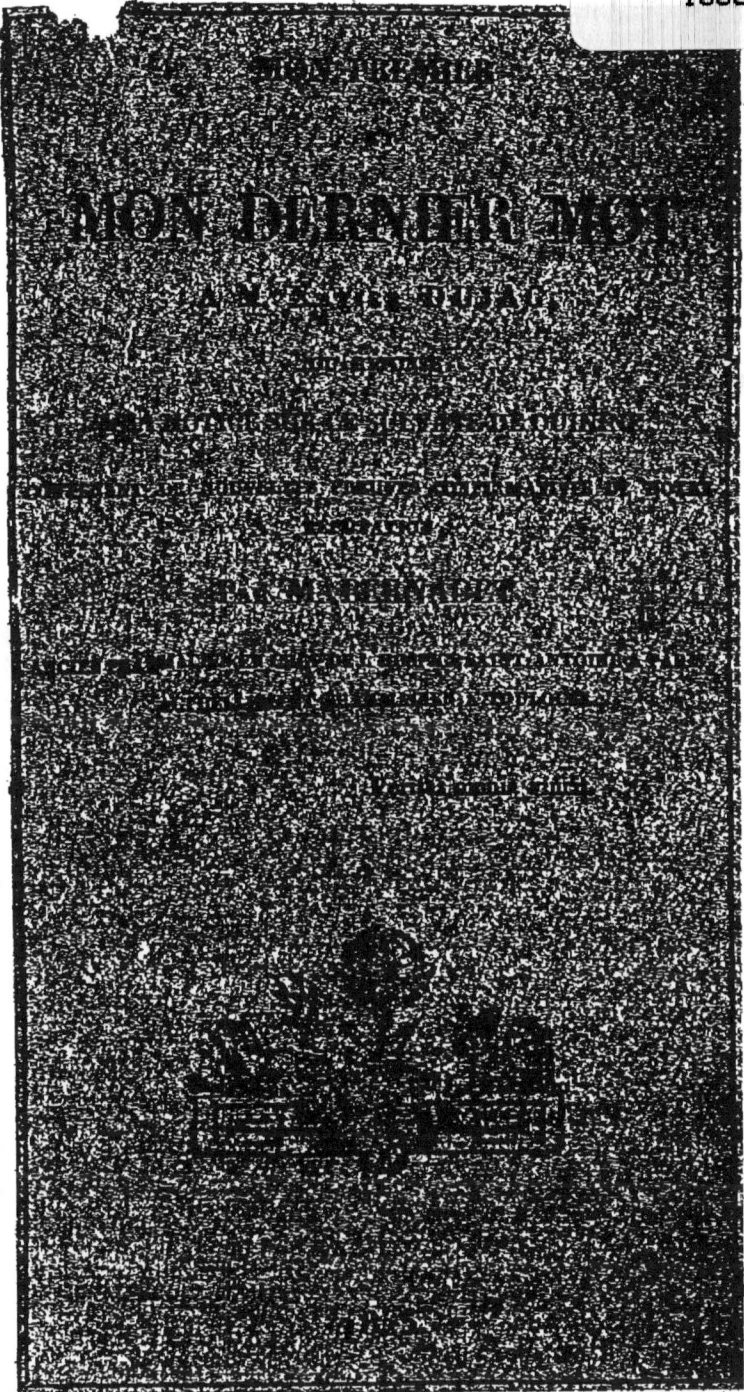

MON PREMIER

et

MON DERNIER MOT

MON PREMIER

ET

MON DERNIER MOT

A M. Xavier DUJAC,

OU RÉPONSE

A SA NOTICE SUR LE SULFATE DE QUININE,

CONTENANT DE NOUVELLES PREUVES CONFIRMATIVES DE NOTRE RÉFUTATION,

Par M. BERNADET,

ANCIEN PHARMACIEN EN CHEF DE L'HOSPICE SAINT-ANTOINE A PARIS,
ACTUELLEMENT PHARMACIEN A TOULOUSE.

Veritas omnia vincit.

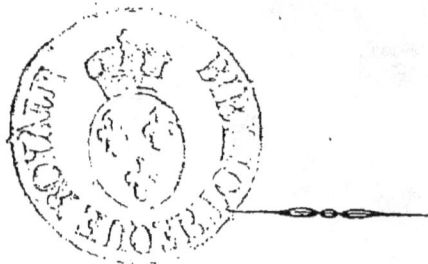

TOULOUSE, IMPRIMERIE DE BENICHET AÎNÉ, RUE DE LA POMME N.° 22.

1825.

MON

PREMIER ET MON DERNIER MOT

A M. Xavier DUJAC,

OÙ RÉPONSE A SA NOTICE SUR LE SULFATE DE QUININE, CONTENANT
DE NOUVELLES PREUVES CONFIRMATIVES DE NOTRE RÉFUTATION,

Par M. BERNADET,

ANCIEN PHARMACIEN EN CHEF DE L'HOSPICE SAINT-ANTOINE A PARIS,
ACTUELLEMENT PHARMACIEN A TOULOUSE.

QUAND nous attaquions naguère l'opinion de MM.
Guerette et Magnes-Lahens sur le sulfate de quinine,
que suivant eux l'on peut retirer des quinquinas
épuisés par de longues et fortes décoctions, et surtout l'opinion que les extraits aqueux qui provien-
nent de ces décoctions ne contiennent pas de quinine, nous étions loin de nous attendre qu'à cette
occasion nous serions bientôt obligés de répondre à
un libelliste qui n'était pour rien dans le débat,
et qui, sans doute inquiet et tourmenté par caractère, s'en est fait un prétexte pour écrire des injures contre nous ; il dénature nos intentions avec
une malicieuse assurance ; envieux et jaloux de la
réputation d'autrui, nous sommes pleins d'incapacité
et d'ignorance, et il nous taxe d'erreur et de mauvaise foi. Certes, il était difficile d'aller plus loin,
et nous avons lu son pamphlet avec autant de mépris que d'indignation.

.Ce qui nous a frappés, et ce qui aura certainement frappé tous les honnêtes gens qui l'auront lu, c'est qu'il n'a pas été fait exclusivement dans l'intérêt de la vérité. Nous n'avions outragé personne, et bien moins encore M. Xavier Dujac, que tout autre, puisqu'il n'avait ni rien pensé ni rien écrit sur le sujet que nous avions traité ; et sa notice, toute incomplette qu'elle est sur le sujet principal, n'est qu'une suite d'outrages envers nous. Il y a long-temps que l'on a dit que les injures n'étaient pas des raisons ; c'est ordinairement la ressource des faibles, et si cette dégoûtante inconvenance n'est pas de bon ton, elle est de mauvaise augure pour l'opinion en faveur de laquelle on s'égare et l'on s'oublie à ce point.

M. Xavier Dujac sait beaucoup sans doute, et nous n'avons pas la prétention de lui rien apprendre ; mais nous lui dirons que quelque exagération que l'on porte dans ses affections ou dans sa haine, le langage de l'exagération n'a jamais réussi, et nous sommes persuadés qu'il n'a employé tant de violence dans son attaque toute personnelle contre nous, qu'il ne connaît pas et qu'il n'a peut-être jamais vu, que parce qu'il savait bien que les discours injurieux et violens à l'excès n'ont jamais nui à ceux qui en sont l'objet.

Cette réflexion nous a long-temps déterminé au silence sur un écrit qui ne contient d'ailleurs rien qui mérite une réfutation sérieuse ; cependant nous avons cédé à d'autres considérations, ce qui nous donnera l'occasion de fortifier notre opinion de quelques nouveaux appuis : la vérité sera désormais moins compromise.

En critiquant l'ouvrage de M. Xavier Dujac, ex-pharmacien de tant de lieux divers, titre auquel il aurait pu ajouter celui d'ex-pharmacien à Tarbes, n'eusse été que pour en prolonger la nomenclature en attendant que d'autres circonstances lui fournissent de nouveaux titres de stabilité dans un lieu quelconque, l'on comprendra fort aisément que nous avons eu pour premier but celui de confirmer l'opinion que nous avons émise dans notre réfutation des écrits de MM. Guerette et Magnes-Lahens ; la défense d'une vérité aussi importante nous touche bien plus que notre justification personnelle de tant d'odieuses imputations contenues dans le libelle dont nous allons nous occuper. Nous trouverons facilement l'occasion de les reporter sur la tête de leur auteur.

M. Xavier Dujac a très-certainement beaucoup d'esprit, car à force de profondeur ou d'élévation, comme l'on voudra, il arrive quelquefois jusqu'au point où il ne peut être compris de personne. Il a été préparateur de chimie de la Faculté des sciences de Montpellier, ce qui fait supposer avec raison combien il est savant, et savant praticien. Il faut en convenir, c'est un terrible avantage que lui donne le titre d'ex-préparateur de chimie.

Tout l'esprit de M. Xavier Dujac est, quoique fort étendu, dans la conclusion de sa notice.

« Ainsi, tout considéré, dit-il, il est évident que
» M. Bernadet s'est tout-à-fait écarté de la question,
» et sans partager néanmoins toutes les conséquences

» émises dans le mémoire de M. Guèrette', je con-
» clus ,

« 1.º Que les quinquinas épuisés contiennent du
» sulfate de quinine , ou pour mieux dire , la ma-
» tière propre à le former ;

« 2.º Que la découverte de M. Guerette est en
» harmonie avec tous les principes reçus et toutes
» les doctrines connues jusqu'à ce jour ;

« 3.º Que la préparation de l'extrait aqueux et les
» décoctions prolongées , font éprouver au quinate
» acide de quinine un changement d'état nuisible à
» l'isolément de la quinine ;

« 4.º Que l'extrait aqueux ne peut fournir qu'un
» produit imparfait ».

Il finit ce beau résumé de ses travaux par une
diatribe contre nous.

On voit en effet que M. Xavier Dujac est déci-
dément contre nos opinions, quelles quelles soient,
et pour le dire en passant, contre la vérité. On voit
ensuite qu'il se déclare notre ennemi personnel, ce
qui fait un singulier éloge de son éducation et de
son caractère , lors surtout qu'il prend ce parti sans
motif comme tout le monde sait ; et c'est bien le
cas de lui dire : tant pis pour lui , à chacun son
goût ; nous savons seulement que ce goût-là n'est
pas celui des honnêtes gens ni des gens honnêtes.

Il pense que M. Guerette a fait une découverte
qui est en harmonie avec tous les principes et les
doctrines , ce qui ferait penser qu'il soutient la thèse
avancée par lui ; eh bien, point du tout, il la mo-
difie, car d'après MM. Guerette et Magnes-Lahens,
le quinquina épuisé contient toute la quinine que

contient le quinquina neuf, et l'extrait aqueux en est entièrement dépourvu, tandis que M. Xavier Dujac ne s'explique pas d'un ton aussi assuré, il dit seulement que le quinquina épuisé contient de la quinine, ou à mieux dire, la matière propre à la former, niant par là qu'elle soit un principe constituant du quinquina.

Et quant à l'extrait aqueux, il contient d'après lui un produit imparfait, sans doute il a voulu dire de la quinine imparfaite, ce qui le met en pleine contradiction avec ceux dont il voulait défendre les opinions qu'il déclare être en harmonie avec tous les principes.

M. Xavier Dujac n'est donc ni conséquent, ni à vrai dire, de l'opinion de personne; et en effet, il annonce une nouvelle découverte qui renversera tous les travaux déjà si heureusement faits sur les quinquinas, car il a observé *que les décoctions prolongées fesaient éprouver au quinate acide de quinine un changement d'état nuisible à l'isolément de la quinine.* Il est vrai qu'il se borne à indiquer ce phénomène, sans autre explication pour en faire un ouvrage important qui puisse servir de pendant à son grand livre sur la théorie chimique de la caloricité que personne ne connaît et qui fut pour lui dans Paris même et au sein d'une société savante, un juste sujet de triomphe (*.

---

*) Tout le monde ignore que M. Xavier Dujac est auteur d'une théorie chimique sur la caloricité fondée, dit-il, sur de nouveaux aperçus et de nouvelles découvertes; un vol. in-8.°
Il a donc déjà fait d'étranges choses qui n'ont pas retenti au loin; nous sommes persuadés qu'on doit y retrouver la justesse

En attendant cette nouvelle production de M. Xavier Dujac, nous avons donc remarqué, et tout lecteur appliqué aura remarqué comme nous, qu'il y a dans cette conclusion un grand désordre d'idées que l'on va retrouver dans ses principes, dans ses jugemens et dans ses expériences.

Mais avant de nous livrer à cet examen, il faut reconnaître exactement l'état de la question, car M. Xavier Dujac, avec une candeur et une bonne foi incomparables, la dénature avec affectation et malice, afin de pouvoir dire, page 12 de sa notice, « que » nous avons forgé une chimère pour la combattre».

M. Guerette a voulu soutenir et a cru prouver par ses essais, *que le quinquina épuisé par de longues et fortes décoctions d'eau bouillante, totalement épuisé suivant la propre expression*

---

d'esprit qu'il montre dans sa notice chimico-pharmaceutique sur le sulfate de quinine.

Et tout ce qu'il en dit, voici comment Viré traite cet ouvrage, sans doute parce que c'est là tout ce que l'on en peut dire : *N.° 8 du Journal de Pharmacie, juillet 1824, page 356.*

Nous engageons l'auteur à revoir les faits sur lesquels il s'appuie, parce que ses preuves ne nous ont pas paru convaincantes.

L'éloge est court, comme l'on voit, et le conseil passablement malin ; mais on raconte, à l'occasion de son ouvrage, une anecdote assez piquante que nous voulons consigner ici.

On dit que l'auteur obtint la permission d'en faire à Paris la lecture dans une société savante, à l'académie royale de médecine, je crois : dans cette séance mémorable, il lut une courte introduction qui fut d'abord trouvée si piquante, que l'assemblée se leva spontanément ; et afin que son triomphe fut complet, on aurait fait accompagner l'auteur par les appariteurs jusqu'à la porte extérieure du lieu où se tenait la séance. On voit par là que M. Xavier Dujac a de la chaleur, et sa notice prouve qu'elle ne s'est nullement amortie même par de prodigieux succès.

qu'il emploie page 5 de son mémoire, peut fournir à-peu-près la même quantité de sulfate de quinine que le quinquina vierge.

Cette première proposition a dû nécessairement enfanter la seconde qui, à notre avis, est beaucoup plus importante que la première, et qui est consignée page 8 de son mémoire, « que les extraits « aqueux ne contiennent pas sensiblement de qui- » nine » : proposition que nous avons fidèlement copiée page 12 de notre réfutation.

M. Magnes-Lahens a vérifié les essais de M. Guerette, il les a répétés, et il soutient, pages 20 et 21, que les produits qu'il a obtenu en expérimentant sur les quinquinas épuisés ou non, ne diffèrent pas essentiellement de ceux obtenus par M. Guerette.

Il confirme et soutient plus fortement que M. Guerette, que l'extrait aqueux du quinquina est entièrement dépourvu de quinine.

M. Magnes-Lahens va tellement loin à cet égard, qu'il dit, page 20, que l'extrait aqueux ne jouit pas de la vertu anti-périodique dans les accès de fièvre, quoiqu'il soit encore un bon médicament dans d'autres circonstances.

Il ajoute, page 21, que l'extrait aqueux dépourvu de quinine et de cinchonine qu'il reconnaît être les véritables principes médicamenteux, sera réservé pour les circonstances qui n'exigent point le fébrifuge.

Il était difficile de s'expliquer plus clairement, nous avons cru que les deux propositions avancées par MM. Guerette et Magnes-Lahens, que nous avons dû confondre ensemble, étaient une erreur manifeste;

et nous avons soutenu les deux propositions diamétralement opposées.

Nous y avons attaché quelque importance, parce que nous avons cru, et beaucoup d'autres avec nous, comme l'avenir le prouvera, qu'il était dangereux de laisser propager principalement cette fausse doctrine, *que le principe actif du quinquina n'existe pas dans les décoctions et dans les extraits dont il est la base*; j'aurais même pu en signaler plus spécialement le danger si la prudence et la discrétion que nous devons au public ne m'en avait empêché.

Aujourd'hui tout le monde convient assez généralement que M. Guerette, si estimable d'ailleurs et si digne d'éloges par ses utiles travaux, par son application et par les succès qu'il obtient presque toujours, a exagéré lui-même le mérite de ses observations.

M. Magnes-Lahens, en cherchant à s'associer à la gloire de ce qu'il a cru être une découverte importante, a poussé l'exagération beaucoup plus loin, et cette conviction qu'il s'était procuré est encore si vive en lui, qu'elle lui fait toujours soutenir que l'extrait aqueux de quinquina est entièrement dépourvu de quinine.

Ce qui est écrit est écrit, et c'est là tout ce qui a dû nous occuper; pour tout homme qui a le sens commun, il n'y a pas deux manières d'interpréter les propositions de MM. Guerette et Magnes-Lahens.

M. Xavier Dujac les condamne ainsi exprimées, mais il affirme que personne ne les a avancées, pas même MM. Guerette et Magnes-Lahens; heureusément tout le monde peut lire et juger entre nous.

M. Xavier Dujac les condamne ainsi exprimées et dans des termes assez énergiques. « Cette asser-» tion, dit-il, que les décoctions aqueuses fussent » tout-à-fait exemptes du principe actif du quinquina, » serait en contradiction avec tous les faits, et M. » Bernadet ne nous apprend rien, lorsqu'il avance » que le quinquina ramené à sa fibre végétale est » un produit inerte et de nulle valeur. » Ce qui ne l'empêche pas de la soutenir contre nous avec une injurieuse âpreté, une inconcevable inconséquence et une singularité très-remarquable.

Il est certain que si MM. Guerette et Magnes-Lahens avaient énoncé leurs propositions dans le sens que veut leur donner aujourd'hui M. Xavier Dujac, quand il veut porter sur nous tout le fiel de sa critique, ils n'auraient jamais attiré l'attention ni éprouvé la plus légère contradiction, soit de notre part, soit de la part de celui qui attache sa gloire à la découverte de la quinine; mais aussi tout se réduisait alors à une simple mais utile observation d'économie administrative et l'idée d'attacher son nom à une importante découverte est fort séduisante.

Nous savons que pour se tirer d'embarras et rendre la chûte moins douloureuse, M. Magnes-Lahens a prétendu qu'en parlant de quinquina épuisé, on n'avait pu entendre parler que des quinquinas épuisés par des décoctions pharmaceutiques et non d'une décoction absolue semblable à celle que nous avons employée, mais cela même ne change rien à la question, quand avec des décoctions pharmaceuti-ques, *longues et fortes*, selon leur expression, on peut et l'on doit arriver à épuiser totalement le quinquina, et quand surtout on soutient ensuite avec tant d'opiniâtreté que l'extrait aqueux est absolument dépourvu de quinine.

Après cela, on a beau ajouter à ses assertions le ton le plus dédaigneux, défigurer avec affectation le nom de l'auteur de la réfutation, le méconnaître quand on le connaît depuis long-temps, et pour dernière ressource et pour dernière raison, comme d'un manteau, envelopper sa nudité, de sa réputation de trente années, que personne ne conteste et que nous serions les premiers à proclamer et à défendre si elle était contestée, on ne parvient pas à changer l'état d'une question qui a été assez importante pour occuper les hommes instruits au sein même de la capitale.

Ainsi, ni les efforts de M. Magnes-Lahens ni ceux de ses amis, ni les paroles de M. Xavier Dujac, ne prouveront jamais que nous ayons exagéré les intentions des auteurs d'une prétendue découverte qui était annoncée comme devant influer sur les destinées et la prospérité de la France, pour nous procurer le futile plaisir d'une victoire aussi absurde que ridicule.

On voit donc *que nous n'avions pas pour objet*, comme le dit M. Xavier Dujac, page 6 de sa notice, *de prouver que MM. Guerette et Magnes-Lahens n'avaient pas obtenu des quinquinas épuisés une substance dont les échantillons se trouvent entre les mains de ceux qui ont bien voulu les examiner.*

MM. Guerette et Magnes-Lahens ont obtenu de

la quinine de quinquinas qu'ils ont cru totalement
épuisés, nul doute, les échantillons qu'ils ont réunis
sur le Bureau à la Société de Médecine en est une
preuve que nous n'aurions pu contester sans blesser
la probité de deux hommes auxquels nous nous plai-
sons de rendre un témoignage public d'estime personnelle, en remerciant M. Xavier Dujac de nous
en fournir ici l'occasion ; aussi n'avons-nous jamais
contesté ce fait purement matériel, comme l'écrit
M. Xavier Dujac, qui n'aurait eu rien à dire s'il
n'avait pas ainsi dénaturé méchamment les intentions
et les faits.

MM. Guerette et Magnes-Lahens, ayant pris un
faux point d'appui, ont été poussés loin, et de leurs
expériences, il en sortait naturellement une théorie
qui renversait de grands travaux chimiques que des
expériences négatives sur les extraits aqueux ve-
naient encore confirmer.

Nous opposâmes une invincible théorie à cette
suite d'erreurs, et cette théorie que M. Xavier
Dujac traite avec un orgueilleux mépris, nous l'avons
puisée aux sources même de la science et dans
les ouvrages d'hommes illustres et savans que nous
sommes accoutumés de prendre pour nos guides.

Avec elle nous avons prouvé sans réplique l'im-
possibilité de l'existence de la quinine dans les quinquinas totalement épuisés, et la nécessité de son
existence dans l'extrait aqueux, d'où suit, non que
MM. Guerette et Magnes-Lahens n'ont pas trouvé
la quinine, mais qu'ils l'ont puisée dans des quinquinas qui n'étaient pas totalement épuisés, ce qui
était contraire à leur assertion ; d'où suit encore

qu'ils auraient dû la retrouver dans l'extrait aqueux, comme le prouvent nos expériences et celles plus récentes de Pelletier, conformes à la théorie que nous avons publiée.

C'est là le sens de nos paroles qu'il était impossible d'interpréter autrement, mais qu'en suivant la pente naturelle de son caractère, M. Xavier Dujac a voulu défigurer à dessein pour se donner le plaisir de nous attribuer une insolente niaiserie aussi contraire à la politesse qu'aux égards que l'on doit à des hommes estimables dont on contrarie les opinions dans l'intérêt exclusif de l'humanité, de la science et de l'art.

C'est ainsi que M. Xavier Dujac prétend ensuite que nous avons avancé *qu'au lieu de sulfate de quinine le produit obtenu par M. Guerette était tout simplement du sulfate de chaux.* L'on connaît déjà comment M. Xavier Dujac veut lire notre réfutation, et nous ne voulons faire d'autre réponse à une pareille assertion qu'en lui disant que nous n'avons nulle part tenu ce langage, qu'il n'y a rien de semblable dans notre réfutation, puisque M. Xavier Dujac y trouve des choses qui n'y sont pas et qui ne se sont pas même présentées à notre pensée, nous sommes tentés sérieusement de croire qu'il avait la fièvre et le cerveau malade quand il a écrit contre nous. Dans son ardeur excessive, dans un vrai délire de son immagination, il nous a créé des torts que nous n'avions pas pour emmener un éloquent paragraphe de sa notice, où il parle de l'ombre du laboratoire, du feu des fourneaux, de fumée de la vanité, de nuages épais, de prestiges de l'amour-propre, fantômes qui, nous en sommes convaincus, agissent très-puissamment sur son esprit, et pourrait un jour le mener loin s'il n'appelle le sens commun à son secours.

Si M. Xavier Dujac nous accuse faussement d'avoir déplacé la question afin de nous forger une chimère facile à vaincre, et s'il nous attribue des assertions qui étaient loin de notre pensée et qui ne sont pas écrites, on va voir qu'il défigure les principes sur lesquels nous sommes si solidement appuyés, afin de faire imprimer les choses les plus extraordinaires ; et c'est ce qu'il appelle *signaler nos erreurs qui pourraient, dit-il, devenir préjudiciables à la science.*

Pour prouver, écrit-il, *que les quinquinas épuisés ne peuvent pas fournir du sulfate de quinine, M. Bernadet prétend qu'il suffit de démontrer la solubilité aqueuse de l'acide quinique et du quinate de chaux.*

Il ajoute un peu plus bas, que fondés sur le même principe, *nous cherchons à prouver que les extraits aqueux contiennent toute la quinine pure sans altération, que c'est sur ce produit que l'on doit diriger de préférence ses opérations*, pages 7 et 8 de sa notice.

En vérité ce n'est pas cela du tout, et l'on serait tenté de croire que M. Xavier Dujac n'a pas su lire, si l'on ne savait que dans les questions un peu difficiles l'ignorance doit être regardée comme la principale cause de nos erreurs, et que personne ne se défiant assez de celle qui lui est propre, on croit trop facilement que ce que l'on voit dans un objet est tout ce que l'on peut y voir.

Après avoir ainsi exprimé ce qu'il appelle nos principes déterminans, il donne ample carrière à sa critique ; il dit : *que l'extraction de la quinine étant fondée sur l'action analytique de l'alcohol et l'acide quinique, et le quinate de chaux étant insoluble dans ce menstrue, ces deux substances ne peuvent influer en rien sur l'isolément de la quinine, puisque l'alcohol est l'agent employé pour obtenir son extraction* ; il triomphe et s'écrie avec une joie d'enfant, *qu'il est clair alors que notre échafaudage tombe de son propre poids, et que ce n'est pas dans les décoctions aqueuses qu'il faut aller chercher la quinine.* D'où suit, d'après lui, que les opérations de M. Guerette et Magnes-Lahens sont *concluantes*, malgré qu'il ne soit pas tout-à-fait de leur opinion, comme il le déclare à la fin de sa notice, ce qui, comme nous l'avons déjà remarqué, prouve que M. Xavier Dujac est doué d'une inconcevable justesse d'esprit.

Avec une sagacité peu commune, il nous reproche amèrement d'avoir oublié que la quinine est peu soluble dans l'eau, et que l'eau bouillante n'en dissout que 0005, d'où il tire la conséquence, qu'il croit victorieuse, que la quinine ne peut exister en totalité dans les extraits aqueux, ce qui, à son avis, confirme la *découverte* de M. Guerette qu'il dit être en harmonie avec toutes les doctrines généralement reçues : il prend de là un prétexte pour nous accuser de n'être guidés que par d'impardonnables petites passions de haine et d'intérêt.

Mais M. Xavier Dujac entrevoyant la réponse à tout ce qu'il vient de dire, il s'empresse de l'envelopper

lopper, et de l'obscurcir en l'entremêlant avec un système à lui, dont nous ne nous occuperons pas; mais dans peu nous lui montrerons cette réponse dans toute sa force.

Il finit enfin en disant, que non seulement les travaux de M. Guerette sont en harmonie avec toutes les connaissances que nous possédons sur cette matière, et qu'il est d'acord même avec nous, puisque nous déclarons avoir trouvé 20 grains de sulfate de quinine dans des quinquinas totalement épuisés.

Dans notre réfutation, nous nous étions soigneusement appliqués à exprimer clairement les principes qui doivent servir de base à l'examen de la question qui nous occupait, et il était difficile de penser qu'il se trouverait un homme, je ne dirai pas d'assez mauvaise foi, quoique l'expression fût ici très-bien appropriée, mais assez insensé pour les dénaturer en présence de ceux qui tenaient encore notre opuscule à la main.

Nous savons très-bien que cette ruse aura mal réussi à M. Xavier Dujac aux yeux des gens instruits dans la science ou chez les gens de l'art, mais comme c'est là le petit nombre, et que le but principal de la notice n'était rien moins que la recherche de la vérité, M. Xavier Dujac et ceux qui, comme une souillure, l'ont jeté sur notre réfutation, ont espéré d'en tirer quelque parti auprès de ceux qui cèdent par ignorance à l'autorité d'un imprimé, quel qu'il soit, il faut pour cette fois qu'ils n'éprouvent pas la plus légère satisfaction.

Or, nous n'avons pas pu dire et nous n'avons pas dit qu'il suffisait de démontrer la solubilité aqueuse de l'acide quinique et du quinate de chaux : pour prouver notre assertion et combien se trompaient MM. Guerette et Magnes-Lahens, nous avons bien dit autre chose, à quoi il n'y avait directement rien à répondre, et c'est même par cette raison qu'on a été obligé de nous supposer une toute autre base de nos conséquences, afin de nous affaiblir et nous faire déraisonner fort à l'aise.

Voici en raccourci ce que nous avons dit, afin que l'on puisse comparer avec le langage que l'on nous attribue.

Avec Pelletier et Caventou, nous reconnaissons que dans le quinquina (cinchona cordifolia), la quinine est naturellement unie avec l'acide quinique, dont la présence et les propriétés ont été constatées par Vauquelin, en d'autres termes nous pensons comme tous les hommes instruits, que dans le quinquina, la quinine existe à l'état de quinate acide de quinine.

Avec Thenard et les autres, nous mettons en principe que les sels qui se forment par la combinaison de l'acide quinique, avec les alcalis et les terres, sont solubles et cristallisables.

De là la solubilité du quinate acide de quinine, principalement dans l'eau bouillante et même dans l'eau froide, jusqu'à un certain point, d'où découlent, comme d'une source féconde, toutes les conséquences que nous avons déduites contre MM. Guerette et Magnes-Lahens, conséquences fatales à leur prétendue découverte, conséquences confirmées par nos expériences et celles de Pelletier qui prouvent *que leurs travaux ne sont point en harmonie avec toutes les connaissances que nous possédons sur cette matière*, pas même avec celles de M. Xavier Dujac qui ne les approuve pas entièrement, et qui, comme nous avons quelque raison de le croire, ne leur ferait pas adopter facilement son propre système, si toutefois on peut appeler système un semblable désordre dans les idées.

Que fait après cela l'insolubilité dans l'alcohol de l'acide quinique et du quinate de chaux ? et que peut-elle contre la solidité d'une théorie puisée dans des sources aussi respectables, née d'expériences qui ont enrichi la science de si belles et si utiles découvertes, et que l'expérience postérieure confirme ensuite avec une constance qui n'a jamais été démentie que par l'ignorance ou la prévention ?

Après cela, que fait l'insolubilité presque absolue de la quinine proprement dite, dans l'eau bouillante ou froide, quand il s'agit de l'état de combinaison naturelle dans lequel elle se trouve dans le quinquina ? En vérité, c'est grand-pitié d'être obligé de répondre à de semblables pauvretés.

Avant de prendre un ton si dur et de nous accuser de n'avoir été guidés que par d'impardonnables petites passions de haine et d'intérêt indignes d'un homme de ma profession, quoique malheureusement ces taches hideuses y soient assez communes, comme M. Xavier Dujac nous en fournit un exemple passablement scandaleux, il aurait du moins fallu prouver que notre réfutation était un tissu d'erreurs ; il aurait fallu, non dénaturer et tronquer la théorie que nous invoquions, mais la nier et la combattre franchement, et avec nous con-

trédire Vauquelin et Thénard, Pelletier et Caventou ;
mais c'eût été s'exposer inévitablement à la risée
du public.

Mais nos 20 grains de sulfate de quinine que nous
avons trouvés dans un quinquina absolument épuisé
et réduit à la fibre ligneuse, ne nous constituent-ils
pas en contradiction avec nous-même, et ne nous met-
tent-ils pas d'accord avec MM. Guerette et Magnès-
Lahens ? Non sans doute, et cela ne prouve autre
chose que la difficulté d'épuiser absolument le quinquina, ce que nous avons parfaitement expliqué en
rappelant un principe de chimie qui devrait être
connu de M. Xavier Dujac ; mais il s'agit bien de
principes avec un homme qui en crée au besoin et
qui dédaigne tout ce qui n'est pas de lui. Une telle
fraction ne doit être comptée pour rien sur une
grande masse, et cette circonstance, en prouvant
notre rigoureuse exactitude, ne peut porter atteinte
à une théorie qui démontre au contraire qu'avec un
peu plus de patience on peut épuiser totalement le
quinquina de manière à ne pas y laisser un atome
de quinine.

Mais, nous dit encore M. Xavier Dujac, vos principes sont en contradiction avec les faits exposés dans
la réfutation, car on y lit, page 9, que le sel cinchonique échappe à l'action de l'eau parce qu'il est
défendu par une enveloppe insoluble, tandis qu'à
la page 24 on lit, que pour obtenir la quinine on
doit diriger les opérations sur l'extrait aqueux.

Ceci prouve combien M. Xavier Dujac est dési-
reux de nous prendre en flagrant délit, et les efforts
impuissans qu'il fait pour atteindre son but ; aussi

voit-il une contradiction là où il n'y en a pas, mais il lui fallait un prétexte pour écrire une page de plus, et annoncer dans une note qu'il avait une opinion contraire à celle de Pelletier sur l'extrait mou de quinquina ; on pourra l'apprécier quand on la connaîtra, en attendant nous lui dirons que lorsque nous disons que, défendu par une enveloppe insoluble, le sel cinchonique échappe presque en totalité à l'action de l'eau ; nous avançons un fait incontestable et reconnu par tout le monde, mais applicable seulement à l'action de l'eau froide sur le quinquina, et à l'extrait de Lagaraie, et quant à la page 24 nous disons que c'est dans l'extrait aqueux que l'on doit aller puiser la quinine, nous ajoutons, *et non dans le ligneux épuisé de cette écorce*, ce qui n'est nullement contradictoire et ce qui est également incontestable.

Nous n'avions pas cru qu'il fût nécessaire d'une plus ample explication pour nous faire entendre clairement ; cependant nous apprenons que l'observation de M. Xavier Dujac a été répétée par M. Magnes-Lahens, et c'est alors que nous l'avons cru nécesaire ; elle sera courte et facile.

Ce n'est pas là une proposition que nous voulions soutenir en thèse, car en thèse nous pensons qu'il faut se conformer en tout point aux savans procédés de MM. Henry fils et Pelletier, et c'est ainsi que nous le pratiquons ; mais nous avons avancé cette assertion dans la situation dans laquelle nous étions placé quand nous avons eu occasion d'en parler.

Après avoir constaté par notre troisième expérience que le quinquina épuisé ne contenait pas en fait la quinine, après avoir prouvé par les principes théoriques qu'il ne doit pas la retenir, nous avons dit qu'après avoir épuisé le quinquina il était inutile et vain de la chercher là où elle n'était pas et là où il était impossible qu'elle fût, et nous avons ajouté que *dans ce cas*, on devait aller la puiser dans l'extrait aqueux. Et où donc pouvait-on la trouver ? car elle ne peut avoir absolument disparu ; mais il y a loin de là à la proposition que l'on veut nous attribuer.

Cette explication nous dispense de répondre à cette foule de questions que l'on nous adresse avec un empressement ridicule et une affectation beaucoup plus ridicule encore ; ce n'est pas qu'en thèse d'autres n'aient soutenu ce système, mais M. Xavier Dujac doit le savoir, l'érudition ne lui manque pas.

A propos de questions, qu'il nous soit permis de demander à M. Xavier Dujac pourquoi il admet contre le résultat d'analises récentes devenues si célèbres, l'acide gallique comme un principe constituant du quinquina ? Si nous ne l'avions pas lu à la page 3 de sa notice, nous ne pourrions le croire, car si le fait était vrai, il existerait dans le quinquina contre tous les principes, et nul jusqu'ici n'en aurait soupçonné l'existence : ceci ne peut être qu'un rêve et le résultat de la fièvre qui afflige et tourmente M. Xavier Dujac, et doit se rattacher nécessairement au nouveau système qu'incessamment, sans doute, il va mettre au jour.

L'expérience est la chose la plus utile pour faire triompher la vérité ; c'est à notre avis la seule chose raisonnable que M. Xavier Dujac ait dit dans sa notice, aussi MM. Guerette et Magnes-Lahens avaient fait des expériences, nous avions fait des expériences, M. Xavier Dujac a donc voulu faire des expériences.

Mais M. Xavier Dujac oubliant que la théorie que nous avions invoquée à l'appui de notre opinion, est elle-même fille d'expériences faites par des hommes célèbres dont le nom inspire le plus profond respect, parle avec mépris de la théorie à laquelle sans doute il préfère le résultat de ses propres expériences.

Plein de cette idée, qu'il exprime d'abord, il nous en donne le détail; elles ne sont pas faites dans l'intérêt de la vérité et avec le désir de la trouver, comme nous le prouverons, mais dans l'esprit de critique qui domine son caractère et dans l'intérêt de son amour-propre exclusif. Leur résultat est contre nous, comme on le pense bien, parce qu'il faut que cela soit ainsi; mais il n'est pas plus pour MM. Guerette et Magnes-Lahens; il est tout en faveur d'un nouveau système qu'il a découvert et qui va étonner toutes les Ecoles.

Sa première expérience a été faite pour prouver notre ignorance et notre incapacité; et quand il nous accuse faussement d'avoir dit, ou simplement de donner à entendre que MM. Guerette et Magnes-Lahens avaient pris le sulfate de chaux pour le sulfate de quinine, il nous impute cette erreur grossière.

Voyons donc comment a opéré M. Xavier Dujac et jusqu'où s'étend son immense capacité.

Il a pris d'abord cinq hectogrammes de cin-

chonna cordifolia épuisé par de fortes décoctions.
Mais pourquoi laisser du vague sur ce point, et
pourquoi ne pas employer l'expression *totalement
épuisé*, comme M. Guerette, page 3 de son mémoire, ou celle de M. Magnes-Lahens, *fortes et
longues décoctions réitérées ?* Quand on s'explique
clairement, on prouve qu'on ne se ménage aucun
subterfuge. *Il a fait bouillir dans de l'eau acidulée, il a filtré, et le décoctum ne lui présen-
tait pas de saveur amère,* ce qui, pour le dire
en passant, est assez d'accord avec nos opérations.
Il a saturé avec la chaux et filtré.

Ici nous prions M. Xavier Dujac de s'arrêter un
instant pour considérer qu'il avait formé un sulfate
de chaux qui a dû rester sur le filtre.

Il continue en disant : *J'ai lavé ensuite le précipité à plusieurs reprises, afin d'enlever tout le
sulfate de chaux formé pendant l'opération.*

M. Xavier Dujac, encore un instant de repos :
vous voulez dire sans doute que vous avez lavé pour
enlever l'excès de chaux, car vous, ex-préparateur
de chimie de la Faculté des sciences de Montpellier,
vous ne pouvez ignorer l'insolubilité du sulfate de
chaux par de simples lavages mis constamment en
usage pour enlever seulement l'excès de chaux (*;
ainsi il est clair que par les lavages, vous n'avez
enlevé du filtre que l'excès de chaux, et le sulfate
a incontestablement resté sur le filtre. Continuons
maintenant.

Il a réuni les eaux mères, celles de lavage,

---

*) Le sulfate de chaux n'est soluble que dans 5oo parties d'eau
à dix degrés.

il a fait évaporer, *le liquide s'est troublé et sa surface s'est recouverte d'une pellicule grisâtre de sulfate de chaux.*

Oh pour le coup cela n'est pas possible ! M. Xavier Dujac n'a trouvé que de la chaux, car il n'a pu trouver que ce qu'il avait dans le liquide; le sulfate de chaux était sur le filtre, et M. l'ex-préparateur de chimie ne nous dit pas qu'il en eût formé de nouveau; et nous sommes assurés, pour si savant qu'il soit, qu'il n'est pas capable de faire du sulfate de chaux sans acide sulfurique. C'est une erreur très-pardonnable que d'avoir trouvé du sulfate de chaux là où il n'y en avait pas ; mais ce qui ne l'est pas, c'est après l'en avoir enlevée et laissée sur un filtre, de dire qu'on ne la pas trouvée comme nous, et nous accuser malicieusement de l'avoir confondue avec le sulfate de quinine de M. Gueretté.

En vérité, cette ignorance et cette impudente audace sont dégoûtantes.

Dans sa seconde expérience, M. Xavier Dujac a dirigé ses opérations sur le précipité resté sur le filtre, et il est remarquable qu'il est encore surchargé de tout le sulfate de chaux que l'ex-préparateur de chimie croit en avoir totalement enlevé par des lavages réitérés, il le traite par l'alcohol, et la teinture par l'acide sulfurique affaibli, ce qui lui procure *un produit qui n'était pas le sulfate de quinine mais qui en avait le caractère, et qui était mêlé de sulfate de chaux.*

Ce produit inconcevable, et l'on peut dire cet inconnu, formera la base de son nouveau système, en attendant il le décrit d'une manière si sublime et surtout si obscure, que nous n'avons pas été capables de le comprendre, ni nous ni bien d'autres, et la profondeur de ses expressions est si grande que nous avons pu penser que M. l'ex-préparateur ne s'était pas compris lui-même.

Voici ce passage dont nous ne voulons pas priver nos lecteurs et que nous avons copié figurativement.

La saveur de ce produit était amère et analogue à celle du sulfate de quinine, avec cette différence qu'elle perdit une partie de son amertume par les lavages à l'aide de l'alcohol affaibli, moins soluble dans l'alcohol et les acides affaiblis, que le sulfate de quinine peu soluble dans l'eau.

Le voilà tel qu'il est sorti du cerveau et de la plume de M. Xavier Dujac; le comprendra qui pourra.

Après cela, comment aller plus loin? cependant le terme approche, fesons donc encore un effort.

Dans sa troisième expérience il trouve le sulfate de quinine dans le quinquina épuisé à sa manière; mais quoique M. l'ex-préparateur de chimie n'ignore pas sans doute qu'en fait d'expériences, d'ailleurs contredites, l'expression des quantités est de rigueur, il se borne à nous assurer qu'il en a trouvé; c'est beaucoup plus commode.

Enfin, il examine l'extrait aqueux, qui traité par la méthode ordinaire, lui a représenté ce produit bâtard, cet inconnu dont il n'a pas déterminé la nature et qu'il croit être un mélange de sulfate de quinine mêlée de sulfate de chaux, et dont il nous entretiendra bientôt.

M. Xavier Dujac disserte fort savamment sur ce sujet, il paraît bien convaincu et il voudrait en convaincre d'autres, que les décoctions aqueuses prolongées apportent un changement notable dans les principes constituans du quinquina ; il mentionne l'acide gallique en première ligne, quoique personne n'en ait encore parlé jusqu'ici, et il prétend qu'entraînés par l'eau ils réagissent sur le quinate-acide de quinine, et lui font éprouver un changement d'état et de nouvelles combinaisons. Tout ce vain étalage de paroles qui ne signifient rien, comme on en sera bientôt convaincu par notre témoignage, qu'il nous sera permis d'élever aussi haut que celui de M. Xavier Dujac, et par de plus puissans encore, n'a été imaginé que pour tenter d'alarmer le public sur la confiance qu'il veut bien nous accorder.

Il va, à propos de quinine, jusqu'à nous reprocher de prétendre possséder des secrets ; nous lui dirons que ceux qu'il peut traiter ainsi sont, ce que l'on appelle vulgairement, le secret de la comédie, et par conséquent connus de tout le monde ; il est fâcheux pour lui qu'il soit le seul qui les ignore ; et il finit par de perfides insinuations qui auraient pu exiger une plus éclatante réparation que celle que nons nous procurons par nous même aujourd'hui.

Il est certain que sans avoir une trop haute opinion de nous même, comme le pense M. Xavier Dujac, nous avons de lui une très-mauvaise opinion, parce qu'il est inconcevable qu'un honnête homme puisse s'oublier à ce point envers un autre homme avec lequel il n'a jamais eu aucune relation et qu'il n'a même jamais vu. Que M. Xavier Dujac fasse des livres bons ou mauvais et disserte sur des questions scientifiques avec tout le feu et la justesse d'esprit qu'on reconnaît en lui, tout le monde est libre à cet égard, mais il ne lui sera jamais permis de nous outrager impunément.

On connaît déjà la conclusion de la notice de M. Xavier Dujac, et l'on voit qu'elle est le résultat d'un étonnant désordre d'idées qui enfante des opinions qui ne ressemblent à celles de personne au monde, pas plus que M. Xavier Dujac ne ressemble aux autres hommes, aussi n'avons-nous qu'une simple observation à faire, mais c'est une erreur à signaler.

M. Pelletier a observé que M. Guerette croit que la quinine n'est pas toute formée dans le quinquina, mais qu'elle est un résultat d'autres principes, et il signale cette opinion comme mal fondée; mais il ne peut nulle part exister une erreur sans que M. Xavier Dujac ne se l'approprie à l'instant; entre l'erreur et lui il y a une évidente affinité d'attraction, aussi parle-t-il dans sa notice *de la matière contenue dans le quinquina propre à former la quinine, et des combinaisons de la quinine avec son quinate-acide qui en changent la nature.* C'est de là que sortira son nouveau système, on voit qu'il aura des principes et une base extrêmement solide.

Nous abandonnons à jamais M. Xavier Dujac, il est trop pénible de s'occuper de ses écrits, nous ne l'aurions jamais attaqué si nous n'avions pas eu à nous défendre des odieuses personnalités dont il l'a souillé; il doit s'en prendre à lui-même s'il a donné lieu à de fâcheuses explications qui ne seront pas perdues et qu'il ne dépend plus de nous de faire oublier. Nous retournons donc à l'objet de notre réfutation.

MM. Guéretté et Magnes-Lahens avaient voulu donner une grande importance à leurs assertions, c'était une utile et précieuse découverte ; nous y attachâmes aussi de l'importance parce qu'elles tendaient principalement à faire rejeter du domaine de la médecine et de la pharmacie non seulement les extraits de quinquina, mais toutes les autres préparations pharmaceutiques qui ont le quinquina pour base, en tant néanmoins qu'elles sont employées comme fébrifuges, et qu'il était nuisible d'en augmenter la déconsidération déjà beaucoup trop grande. M. Magnes-Lahens s'était expliqué à cet égard d'une manière si ferme, que les docteurs en médecine auraient pu y trouver plus qu'un simple conseil. Nous publiâmes notre réfutation qui, si ce que l'on nous a rapporté est vrai, ne fit que confirmer M. Magnes-Lahens dans ses opinions, qui tenta de les soutenir verbalement et par de nouvelles expériences qui avaient pour principal but d'établir que l'extrait aqueux de quinquina est entièrement dépourvu de quinine.

Nous trouvions avec facilité le sulfate de quinine dans l'extrait aqueux, et nous employons tout simplement le procédé ordinaire, ce que nous avions indiqué dans notre réfutation. J'observe cependant que pour l'obtenir ainsi il faut employer une minutieuse attention, une application soutenue et une grande patience ; mais M. Magnes-Lahens ne l'a jamais trouvé.

MM. Guérette et Magnes-Lahens avaient envoyé leur mémoire à l'académie royale de Médecine à Paris, où l'on s'en occupait le jour même que nous publiâmes notre réfutation à Toulouse.

Nous apprîmes bientôt par le journal de chimie médicale, etc., qu'au premier aperçu on pensa généralement que bien loin d'être une découverte, le fait constaté par M. Guerette, appliqué seulement aux *simples décoctions*, était connu et pratiqué par plusieurs, et qu'il était consigné dans le manuel de pharmacie de MM. Chevavlier et Yit.

Tout le monde aurait ainsi pensé, s'il ne s'était agi que d'opérations économiques pratiquées sur des quinquinas qui n'auraient subi que de simples décoctions préalables.

Mais dans la séance du 29 juin, M. Pelletier crut la chose assez sérieuse pour en faire le sujet d'un mémoire spécial appuyé sur ses propres expériences qui vient d'être rendu public dans le dernier numéro du journal de pharmacie.

Il a soutenu ses propres principes et par conséquent notre réfutation, mais nous pensons qu'il l'a fait avec une molle complaisance qui nous porte à croire qu'il poussera bientôt ses conséquences aussi loin que nous, et qu'il abandonnera toute idée d'un sous quinate de quinine peu soluble, avec lequel il a voulu expliquer pourquoi l'on trouvait encore de la quinine dans les quinquinas *épuisés par de simples décoctions*, nous avons dû renoncer à faire aucune concession d'après notre expérience dans laquelle nous avons épuisé totalement le quinquina, malgré la fraction de 20 grains ou de 16 que nous y avons trouvés, et cela quoi qu'en puissent penser MM. Xavier Dujac et Magnes-Lahens. Notre opinion n'est pas isolée et nous pourrions l'appuyer d'honorables témoignages.

Pour achever de former celle de tous ceux qui de près ou de loin s'intéressent à la science ou s'appliquent à l'art de guérir et qui pourraient ignorer l'opinion de M. Pelletier sur le mémoire et rapport de MM. Guerette et Magnes-Lahens, nous nous sommes déterminés à le faire réimprimer pour le joindre à cet écrit. Ce sera notre dernier mot.

Note de M. Pelletier sur la présence de la quinine dans les décoctions et les extraits aqueux de quinquina, lue à la section de pharmacie (Académie Royale de Médecine). *Extrait du N.º 6, Juin* 1825, *du Journal de pharmacie et des sciences accessoires.*

Après avoir prouvé que la quinine est cristallisable, il dit :

« Continuant de nous occuper de la quinine, il est un autre objet sur lequel je me permettrai d'appeler l'attention de l'Académie ; c'est sur l'état dans lequel la quinine se trouve dans le quinquina, et sur sa présence dans les décoctions et les extraits aqueux de cette écorce.

» Après tous les détails qui se trouvent sur ce point dans le Mémoire que, conjointement avec M. Cavantou, j'ai publié en 1820 sur ce sujet, je croyais n'avoir plus à revenir sur ce point ; mais la publication d'un Mémoire de M. Guerette, pharmacien en chef de l'hôpital militaire de Toulouse, m'impose l'obligation de revenir sur cette matière.

» Dans les hôpitaux, et surtout dans les hôpitaux militaires, on emploie beaucoup de quinquina à faire des décoctions employées non-seulement pour l'usage interne, mais encore pour laver les plaies. Jadis ces résidus du quinquina qui avaient subi l'action de l'eau bouillante, étaient jetés comme inutiles. M. Guerette, pharmacien en chef de l'hôpital de Toulouse, crut pouvoir en tirer parti, et pensa avec raison que ces résidus, traités par les méthodes ordinaires, pourraient encore donner du sulfate de quinine. L'expérience le confirma bientôt dans son idée, et il eut le plaisir d'obtenir ainsi des masses assez considérables de sulfate de quinine au profit de l'administration dont il prenait les intérêts d'une manière aussi judicieuse. L'exposé de ses expériences fait la base d'un mémoire qu'il vient de publier. Lorsque nous n'avions encore qu'une idée vague de son mémoire, nous avons donné à M. Guerette tous les éloges que ce travail nous paraissait et nous paraît encore, sous un certain point de vue, devoir mériter ; et bien que, page 120, tom. 7 du *Journal de Pharmacie*, nous en ayons dit assez (* pour qu'on en dût conclure que le quina épuisé par l'eau froide retenait presque toute la quinine, nous n'en déclarons pas moins que nous aurions cru que par des décoctions, c'est-à-dire par l'action prolongée de l'eau bouillante sur ces écorces, on aurait pu leur enlever beaucoup plus de quinine que réellement on en retire d'après les expériences de M. Guérette. Mais ce pharmacien nous paraît aller trop loin lorsqu'il assure,

---

*) « Quant au sel de Lagaraie, préparé par macération à froid, selon la méthode de l'inventeur, il est formé de quinate de chaux, de gomme, de matières colorantes, et contient très-peu de sel cinchonique ; car, bien que ce dernier sel soit par lui-même assez soluble dans l'eau froide, il est tellement défendu dans le quinquina, par la matière rouge insoluble et par la matière grasse insoluble, que l'eau l'attaque à peine, etc. ».

» I.° Que

» 1.º Que l'extrait de quinquina obtenu par l'évaporation des décoctions aqueuses ne contient pas de
quinine ;

· » 2.º Que le quinquina épuisé par l'eau contient autant de quinine, et peut produire sensiblement autant
de sulfate que celui qui n'a pas été soumis à l'action
de l'eau.

» Pour établir sa première assertion, M. Guerette
se fonde sur une expérience consignée page 6 de son
mémoire ; elle consiste à traiter la matière extractive
des décoctions de quinquina par l'acide sulfurique
très-étendu et par le charbon animal, comme pour
avoir du sulfate de quinine. M. Guerette n'a obtenu
qu'une matière visqueuse qui n'a pas cristallisé. Ayant
répété cette expérience, je n'ai pas obtenu de résultat
plus heureux, pas de cristaux de sulfate de quinine ;
mais je me suis bien gardé d'en tirer les mêmes con-
clusions ; j'ai pensé que la quinine pouvait être mas-
quée et comme enveloppée par la matière gommeuse
et l'excès d'acide quinique mis à nu par l'acide sulfurique ; je n'ai point dès lors désespéré d'en obtenir du
sulfate en isolant pour ainsi dire la gomme à l'aide
d'un procédé plus analytique. J'ai préparé avec une
livre quina calissaya un extrait aqueux à l'état mou ;
je l'ai traité par l'alcohol à 36º, d'abord à froid, puis
à chaud ; après cinq ou six traitemens, l'extrait avait
perdu toute son amertume et partie de sa couleur ;
c'était alors un mélange de gomme et de quinate de
chaux. Les liqueurs alcoholiques colorées et très-
amères ont donné par l'évaporation une matière brune
grumeleuse qui, reprise par l'eau bouillante, n'a laissé
qu'une matière insipide et résinoïde. La liqueur

aqueuse a été versée sur de la magnésie caustique,
et exposée quelques instans à une température de
100 degrés. Filtrée, elle contenait du quinate de
magnésie, et le précipité magnésien, repris par l'alcohol bouillant, a donné une quatité de quinine qui
a fourni quatorze grains de sulfate de quinine par la
méthode ordinaire.

Il est donc démontré, par cette expérience, que
l'eau bouillante enlève au quinquina une certaine
quantité de quinine à l'état de quinate acide. La quinine qui reste dans l'écorce nous paraît y être alors
à l'état de sous-sel, peu soluble dans l'eau, mais très-
soluble dans les liqueurs acides. C'est à la présence
de la quinine qui se trouve, quoiqu'en petite quantité, dans les extraits de quinquina que l'on doit,
selon nous, rapporter les propriétés fébrifuges de
ces médicamens.

M. Guerette, n'admettant point de quinine dans
les extraits aqueux de quinquina, a dû être porté à
penser que le quina épuisé par l'eau devait produire
autant de sulfate de quinine que le quina *vierge*.
Quelques expériences l'ont de plus confirmé dans
cette opinion. Nous croyons cependant avoir trouvé
ce qui a pu en cela l'induire en erreur : le quina
épuisé par l'eau, traité par la méthode ordinaire,
donne, ainsi que le démontre M. Guerette, un sulfate de quinine beaucoup plus beau et blanc dès la
première cristallisation ; celui obtenu par le procédé
ordinaire est plus coloré. Pour le purifier, il faut le
redissoudre, et alors on en perd beaucoup quand on
opère en petit. Il y a donc en quelque sorte balance
entre les résultats obtenus par les deux méthodes ;

mais en opérant en grand l'avantage resterait à l'ancien procédé. Du reste, MM. les commissaires de la Société de médecine de Toulouse, dans un tableau annexé à leur rapport sur le mémoire de M. Guerette, ont consigné des faits qui démontrent évidemment que les décoctions aqueuses enlèvent au quinquina une portion de sa quinine. En effet, nos honorables confrères, MM. Duprat, Ricart, Tarbes et Magnes-Lahens nous donnent les résultats suivans :

Un kilog., ou deux liv. quina vierge a fourni,

Sulfate de quinine pur. . . . . 2 gros demi.

Sulfate de quinine et cinchonin. . demi-gros.

Total. . . . . . . 3 gros.

Un kilog. quina épuisé par 3 décoctions a fourni :

Sulfate de quinine. . . . . 1 gros demi.

Sulfate de quinine et cinchonin. . demi-gros.

Total. . . . . . . 2 gros.

Différence d'un gros un tiers entre les deux produits.

On voit par là que, contre l'assertion de M. Guerette, le quina épuisé par des décoctions donne moins de sulfate de quinine que le quinquina vierge ; sa méthode ne peut donc malheureusement pas contribuer à la diminution du prix de ce médicament, puisque d'une part l'extrait obtenu serait aux dépens d'une partie du sulfate, et que de l'autre les fabricans de sulfate de quinine n'auraient pas le *débouché* de la dixième partie de l'extrait de quinquina qu'ils obtiendraient par cette méthode.

Le mémoire de M. Guerette contient encore quelques assertions qui ne nous paraissent pas mieux fondées ; par exemple , il croit que la quinine n'est pas toute formée dans le quinquina , qu'elle est le résultat de l'union de principes acides et alcalins ; à l'appui de cette opinion , il cite des phrases isolées de savans mémoires , mais il nous semble faire une fausse application ou tirer des conséquences forcées. Quant à ses propres expériences, nous croyons qu'on n'en peut rien conclure : par exemple , ayant des *eaux mères incristallisables provenant de cinq opérations de sulfate de quinine ainsi que des substances visqueuses, produits de décoctions aqueuses et d'extrait alcoholique*, M. Guerette réunit toutes ces matières , y mit de l'eau acidulée et du charbon animal , et en obtint du sulfate ; il en conclut que là il s'est formé de la quinine, parce que d'un côté il y a , dit-il , des principes analogues aux acides et de l'autre des principes analogues aux alcalis dont , selon lui , la réunion constitue la quinine.... Mais il fallait d'abord démontrer la composition de la quinine, isoler ces principes alcalins et acides , faire voir que leur réunion produisait la quinine , et , pour des choses aussi délicates, éviter surtout l'emploi des eaux mères. Du reste, on sait que les eaux mères du sulfate de quinine, après avoir séjourné des mois entiers dans un vase sans donner des cristaux, en fournissent quelquefois presque sur le champ par l'agitation ou le changement de vases. D'autre fois on détermine la cristallisation en y jetant une pincée de sulfate déjà cristallisé , etc. , etc.

En résumé , il suit de ces observations :

1.° Que la quinine est cristallisable , et que la cristallisation ne dépend que de certaines circonstances ;

2.º Que cette base saliliable *nous paraît toujours* exister dans les quinquinas à l'état de combinaison avec l'acide quinique ;

3.º Qu'on la retrouve dans les décoctions et les extraits aqueux de quina ;

4.º Enfin, que le quina épuisé par l'eau bouillante contient moins de quinine que le quinquina vierge, et que cette méthode n'est pas avantageuse en raison de la moindre quantité de sulfate de quinine qu'elle produit.

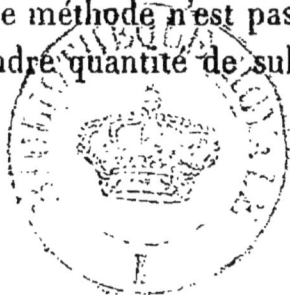

www.ingramcontent.com/pod-product-compliance
Lightning Source LLC
Chambersburg PA
CBHW070715210326
41520CB00016B/4348